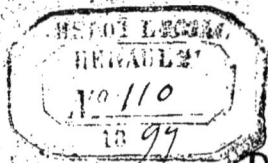

Docteur Paul BASSET

RECHUTES ET RÉCIDIVES

DANS LA

CHORÉE DE SYDENHAM

MONTPELLIER
IMPRIMERIE CENTRALE DU MIDI
HAMELIN FRÈRES
—
1897

RECHUTES ET RÉCIDIVES

DANS LA

CHORÉE DE SYDENHAM

RECHUTES ET RÉCIDIVES

DANS LA

CHORÉE DE SYDENHAM

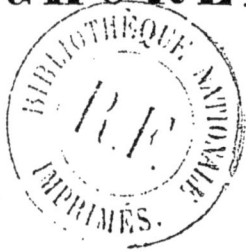

PAR

Paul BASSET

Docteur en médecine

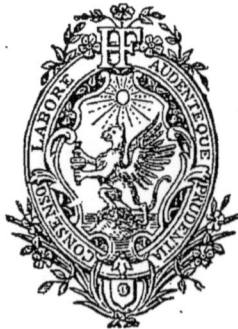

MONTPELLIER
IMPRIMERIE CENTRALE DU MIDI
(HAMELIN FRÈRES)

1897

A MON PÈRE LE DOCTEUR TH. BASSET

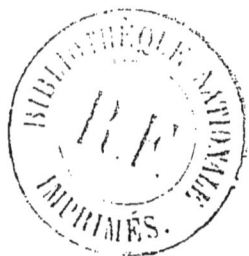

A MA MÈRE

A MA GRAND'MÈRE BASSET

P. BASSET.

A LA MÉMOIRE DE MES GRANDS-PÈRES

BASSET ET MISTRE

Pharmaciens.

A LA MÉMOIRE DE MA TANTE

C. MINUTY

P. BASSET.

A MON PRÉSIDENT DE THÈSE

MONSIEUR LE DOCTEUR HAMELIN

Professeur de thérapeutique et matière médicale à l'Université de Montpellier
Chevalier de la Légion d'honneur.

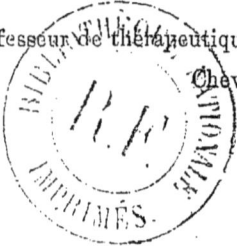

A MES MAITRES

A TOUS MES AMIS

P. BASSET.

AVANT-PROPOS

Au cours de nos études médicales, nous avons été frappé par la fréquence des rechutes et des récidives pendant l'évolution de la chorée.

Il nous a semblé qu'on pouvait établir un lien entre l'apparition de ces accidents et la nature infectieuse de la maladie.

A l'appui de cette opinion, la littérature médicale nous a fourni quelques observations, auxquelles sont venus s'ajouter les faits notés durant notre stage dans les divers services hospitaliers. Nous avons voulu essayer leur interprétation et en faire le sujet de notre thèse inaugurale.

Nous ne nous dissimulons qu'il y a là quelque hardiesse, la théorie infectieuse de la chorée n'étant pas, à l'heure actuelle, admise par tous. Mais nous n'avons pas prétendu résoudre les points encore obscurs de cette pathogénie, il faudrait pour cela un grand savoir et une longue observation clinique qui nous font défaut.

Nous nous sommes borné, dans notre étude, à exposer les raisons qui nous font partisan de cette théorie. L'idée d'infection, confirmée par la présence des rechutes, ne nous paraît nullement infirmée par l'existence des récidives.

Avant de quitter cette Faculté, à laquelle se rattachent de

si chers souvenirs, nous exprimons à tous nos Maîtres l'expression de notre profonde reconnaissance pour l'enseignement qu'ils nous ont donné et les bons conseils qu'ils nous ont prodigués.

Nous remercions M. le professeur agrégé Rauzier qui a bien voulu nous donner l'idée et le plan de ce travail.

Que M. le professeur Hamelin nous permette d'exprimer publiquement combien nous lui sommes fidèlement reconnaissant pour sa grande bienveillance, pour ses bons conseils et pour l'amitié qu'il n'a cessé de nous témoigner.

Ayant dirigé nos premiers pas dans les études médicales, il a bien voulu s'associer à notre dernier acte de scolarité en nous faisant l'honneur de présider notre thèse.

RECHUTES ET RÉCIDIVES

DANS LA

CHORÉE DE SYDENHAM

CHAPITRE PREMIER

EXPOSÉ SOMMAIRE DE LA CHORÉE

La chorée vulgaire, chorée de Sydenham, danse de Saint-Guy, est une affection aiguë ou subaiguë du système nerveux, plus particulière au jeune âge et caractérisée par des mouvements irréguliers et désordonnés (folie musculaire de Bouillaud).

A son histoire se rattachent les noms de Sydenham, Bouteille, Germain Sée, pour ne citer que les principaux.

Grâce à ces auteurs, l'accord est à peu près unanime en ce qui concerne les distinctions d'ordre purement clinique ; malheureusement, le même consensus ne règne pas au sujet de la pathogénie, et c'est à pénétrer l'origine de la chorée et sa nature intime que tendent tous les travaux actuels.

On peut cliniquement considérer trois périodes dans l'évolution de la chorée : 1° une période de début ; 2° une période d'état ; 3° une période de déclin.

1° Période de début. — Début d'ordinaire lent et graduel.
Devenu moins gai, l'enfant est capricieux, impressionnable,
il perd en général la vivacité de son esprit ; la motilité à
son tour se modifie et le petit malade a des inquiétudes con-
tinuelles dans les membres, de l'agitation nocturne et un
besoin incessant de se mouvoir. Au bout de quelques jours,
les mouvements deviennent plus brusques, plus saccadés.

2° Période d'état. — a) *Motilité*. — Le bras se prend
ordinairement le premier ; de là, les mouvements choréiques s'étendent au visage, au tronc et aux extrémités inférieures ; les deux moitiés du corps ne sont point prises
d'emblée, presque toujours les mouvements prédominent du
côté gauche et, même plus tard, lorsque la maladie aura atteint son complet développement, cette prédominance n'aura
pas entièrement disparu. Les mouvements choréiques sont
en partie soustraits à l'empire de la volonté ; et, comme l'ont
dit avec justesse les auteurs du Compendium, c'est précisément parce que la volonté se fait obéir un instant qu'il se fait
un mélange de contractions normales et morbides qui donne
à tous les mouvements une grande irrégularité.

Un caractère constant des mouvements choréiques, c'est
que le sommeil les fait presque toujours cesser ; notons aussi
que, malgré l'agitation des membres, la force peut ne pas être
diminuée, bien qu'elle soit atteinte très souvent.

b) *Sensibilité*. — Les malades se plaignent de douleurs
tout le long des membres, sans siège précis, ils ont parfois
de la céphalalgie ; le plus souvent il y a de l'hyperesthésie des
téguments, plus rarement de l'anesthésie. La névrodynie
serait constante ; Triboulet désigne sous ce nom les douleurs
provoquées, au niveau de l'émergence des nerfs rachidiens,
par une pression modérée. Ces douleurs seraient d'autant
plus intenses que les mouvements sont plus actifs, et elles

intéresseraient aussi les .nerfs périphériques. On a noté la coïncidence du zona et de la chorée.

c) *Facultés psychiques.* — Les troubles des facultés psychiques ont été très bien étudiés par Marcé, qui les a observés dans les deux tiers des cas. Ils consistent, d'après lui, dans des troubles de sensibilité morale (le caractère devient bizarre, irritable), dans des troubles aussi de l'intelligence (diminution de la mémoire, grande mobilité dans les idées, impossibilité de fixer l'attention). Les hallucinations affectent la vue principalement et se manifestent surtout au réveil.

d) *Troubles de la vie organique.* — Fréquence des troubles digestifs, les malades se plaignent de nausées, de douleurs à l'épigastre ; Trousseau insiste sur la fréquence de la constipation.

Du côté de l'appareil respiratoire, on peut noter de véritables accès de dyspnée rappelant ceux de l'angine de poitrine ou de l'asthme. Nous devons encore mentionner les troubles de la menstruation chez la femme.

L'amaigrissement et l'anémie sont la conséquence de tous ces désordres organiques.

Mais il est un symptôme que nous ne saurions oublier et sur lequel nous aurons à revenir ; nous voulons parler de la fièvre qui peut apparaître au cours de la chorée.

MARCHE. DURÉE. TERMINAISON. — La marche de la maladie est cyclique ; on peut, nous l'avons déjà dit, lui considérer trois périodes. Deux mois et demi, voilà sa durée moyenne. Au bout de ce temps, la guérison survient généralement ; elle se produit d'une façon progressive, et l'on voit les mouvements disparaître dans l'ordre suivant : membres inférieurs, membres supérieurs, face. La terminaison fatale est l'exception.

Mais il est un point que nous tenons à signaler, car il fait l'objet de cette étude, c'est que la guérison peut très bien n'être que momentanée.

Après un temps plus ou moins long, au bout de quelques semaines les accidents reparaissent, il y a une *rechute*. Dans d'autres circonstances, plusieurs mois, une, deux, trois années se passent avant que l'individu affecté une première fois de danse de Saint-Guy en ait une *récidive* (Trousseau).

Qu'est-ce donc qu'une rechute ?

Que devons-nous entendre par récidive ?

CHAPITRE II

RECHUTES ET RÉCIDIVES

Pour Lorain (Société médicale des hôpitaux, 10 décembre 1869), les deux expressions de rechute et de récidive étaient synonymes; il fallait, d'après lui, rayer le mot de rechute du vocabulaire médical.

Cette opinion nous paraît exagérée, car nous établissons une différence entre la récidive de la chorée qui se manifeste après une période de guérison complète, de durée plus ou moins longue, et la rechute qui est la recrudescence de la maladie dont les symptômes se sont atténués sans doute, mais n'ont pas complètement disparu et s'exagèrent à un moment donné.

En d'autres termes, une récidive de chorée est une maladie nouvelle absolument distincte de la première; une rechute de chorée n'est pas une maladie nouvelle, elle est le deuxième acte du même drame. Aussi, entre la chorée et sa récidive, il y a un intervalle plus ou moins long de santé parfaite, on peut croire à une guérison radicale; entre la chorée et sa rechute, il y a un intervalle toujours court de santé imparfaite, on peut même reconnaître, à certains signes, que la maladie n'a pas complètement disparu.

Dans la chorée de Sydenham, nombreuses sont les rechutes, fréquentes sont les récidives.

Les rechutes, en particulier, se produisent très souvent,

et c'est à leur méconnaissance qu'on doit attribuer, sans
doute, les cas de durée excessive de la maladie — huit, dix
mois — qui ont été rapportés et qu'on ne saurait faire rentrer
dans la chorée chronique. Une observation attentive montre
que ces prétendues chorées de plusieurs mois, d'une année,
ne sont pas autre chose que des rechutes très rapprochées
dont les crises subintrantes ont figuré un accès unique. C'est
ce que Charcot a exprimé dans ses leçons cliniques, et c'est
ce que l'observation suivante, empruntée à l'excellent travail
de Huet, démontre d'une façon péremptoire.

Observation I

(Huet, Thèse de Paris, 1889. Observ. XIV)

Jeune fille de seize ans. — Chorée survenant à la suite d'une frayeur à l'âge de
sept ans. Depuis, la chorée a toujours persisté, redoublant d'intensité au moment
de l'été. Les mouvements choréiques s'atténuent à l'occasion des mouvements
volontaires.

La nommée N... (Joséphine), âgée de seize ans, est entrée le 23 novembre 1886 à la Salpêtrière, service de M. le professeur Charcot.

Elle n'a pas connu ses grands-parents ni son père. Ce dernier serait
mort d'une fluxion de poitrine.

Sa mère est très bien portante, trois frères bien portants. Pas de
renseignements sur les oncles et tantes.

La malade ne se rappelle pas avoir eu de maladie avant sa chorée.
Celle-ci a débuté il y a neuf ans, à l'âge de sept ans. On l'aurait, dit-
elle, frappée à l'école, puis enfermée comme punition dans une cave.
Là elle eut grand'peur. Lorsqu'on est venu lui rendre sa liberté, on
l'a trouvée couchée sur le sol, elle eut beaucoup de mal pour se relever. Aussitôt après, elle a commencé à exécuter des mouvements involontaires et désordonnés. Ceux-ci occupaient tout le corps, sans
prédominance marquée pour un côté; ils avaient à peu près l'intensité qu'ils ont aujourd'hui. La malade se levait dans la journée et pouvait marcher, la nuit elle dormait bien.

Cette première attaque, survenue pendant l'été, aurait duré environ cinq mois avec la même intensité. La malade a été soignée trois mois chez elle, puis trois mois à l'hôpital Trousseau. Quand elle en est sortie elle était à peu près guérie ; cependant elle avait encore de temps en temps des mouvements dans les bras et dans les jambes.

Cette amélioration a persisté tout l'hiver ; mais l'été suivant, au moment des chaleurs, les mouvements choréiques ont reparu avec une nouvelle intensité ; ils étaient toutefois moins désordonnés que la première fois.

La malade avait alors huit ans. Depuis cette époque elle a remarqué que son affection empirait tous les étés et se maintenait ainsi six semaines, deux mois, pour se calmer de nouveau pendant neuf ou dix mois. Elle aurait ainsi passé, depuis le début, par neuf phases aiguës qui toutes se ressemblaient à peu près ; les accidents étaient moins intenses qu'ils ne sont aujourd'hui. *Jamais ils n'auraient cessé complètement,* jamais elle ne serait restée un jour entier sans qu'il se produisît de temps en temps de petits mouvements.

Il n'y a eu aucune époque de rhumatisme articulaire.

Vers onze ans, scarlatine. L'apparition des règles à treize ans ne produisit pas d'amélioration.

L'été dernier la malade a été reprise de phénomènes aigus de chorée, qui cette fois, au lieu de s'atténuer, ont persisté et auraient même augmenté.

État actuel. — Lorsque la malade est au repos, les mouvements sont surtout accentués aux membres supérieurs ; ils occupent également les deux côtés du corps. Si les mains sont posées à plat sur les genoux elles ne peuvent rester longtemps immobiles, malgré la volonté de la malade. Les doigts se fléchissent, s'écartent tour à tour ou simultanément ; il se produit en même temps des mouvements d'extension ou de flexion du poignet. Les mouvements du coude sont rares ; les épaules aussi remuent peu.

Les membres inférieures sont peu agités. De temps en temps, mais plus rarement qu'aux bras, il se produit un mouvement d'adduction ou d'abduction du pied ; les genoux se rapprochent légèrement ou s'écartent, ils s'élèvent quelquefois à la suite des mouvements du pied.

La face est peu grimaçante ; les yeux, le front sont toujours restés indemnes. Ce sont les mouvements autour de la bouche qui prédominent : les commissures sont déviées et relevées tantôt à droite, tantôt à gauche, mais les lèvres ne s'entr'ouvrent pas et restent toujours rapprochées.

2

La langue est sans cesse en mouvement dans l'intérieur de la bouche, mais elle ne sort jamais, elle ne produit aucun bruit.

Lorsque la malade est debout, les mouvements de la face et des bras restent les mêmes ; les pieds s'agitent davantage, mais toujours de la même manière.

La marche est facile et peut être soutenue longtemps et en ligne droite ; les pieds ne s'entre-croisent pas, les jambes ne fléchissent pas.

Aux bras, la chorée *s'atténue pendant les mouvements volontaires.* Si on fait prendre à la malade un objet, et si on le lui fait porter à la bouche, on constate que l'objet est facilement saisi et que les gesticulations diminuent pendant l'exécution de ces divers mouvements ; plus l'objet est lourd, plus le phénomène est apparent. Au contraire, si on lui fait étendre horizontalement les bras sans qu'elle ne tienne rien dans la main, les mouvements choréiques ne s'atténuent pas.

La force musculaire est bien conservée et égale des deux côtés aux bras et aux jambes.

La sensibilité générale est intacte des deux côtés. Le goût, l'odorat, la vue, l'ouïe ne présentent rien d'anormal.

Il n'existe aucune zone douloureuse à la palpation.

Ces recherches ont été du reste signalées par d'autres auteurs.

Récemment, dans le *Journal de clinique infantile,* le Dr Albarel (de Carcassonne) publie l'observation d'une enfant de onze ans sur laquelle pesait une lourde hérédité névropathique. Cette enfant fut atteinte de la rougeole. Pendant la convalescence, on remarqua chez elle des mouvements choréiques d'abord localisés, mais qui ne tardèrent pas à se généraliser. La chorée, poursuivant son évolution, aboutit bientôt à une hémiplégie gauche avec parésie du bras droit. Puis, sous l'influence d'un traitement approprié, la maladie s'amenda et les symptômes paralytiques disparurent ; à peine pouvait-on noter quelques légers mouvements involontaires. Cette amélioration persistait depuis deux mois environ, lorsqu'une rechute se produisit et les mouvements reparurent aussi intenses qu'à la première atteinte. Cet état persista une vingtaine de jours. Au bout de ce temps, la malade, qui avait été soumise au traitement arsenical, put être considérée comme guérie.

L'auteur tire les conclusions suivantes : la chorée se développe à l'occasion d'une maladie infectieuse, et de plus se développe sur un terrain prédisposé.

Comme lui, nous retiendrons de cette observation l'origine infectieuse de la chorée, ainsi que la prédisposition névropathique, mais nous croyons devoir noter aussi la présence de la rechute.

C'est là un fait qui vient à l'appui de ce que nous disions plus haut et qui explique les cas de durée excessive dans une attaque de danse de Saint-Guy.

A côté des rechutes une place importante doit être réservée aux récidives.

Celles-ci peuvent survenir une ou plusieurs fois (1 à 7 fois) et s'observent environ dans un tiers de cas. Ici pas d'attaques subintrantes. Entre les périodes d'agitation choréique on remarque des périodes de guérison absolue, et l'intervalle qui les sépare varie de quelques jours à deux, trois, dix ans.

Le retour des attaques n'a donc rien de régulier, il peut se produire en toute saison ; souvent cependant les récidives ont lieu annuellement et de préférence au printemps. Les filles y sont plus sujettes que les garçons.

Cette question de récidives est du reste d'observation fort ancienne, et il sera, croyons-nous, intéressant de rapporter l'opinion des auteurs à ce sujet.

Blache, dans le Dictionnaire en trente volumes (1834), exprime ainsi sa manière de voir: « La chorée est sujette à des récidives plus ou moins rapprochées et plus ou moins multipliées. Il n'est pas rare d'en compter jusqu'à 6 et 8 chez certains enfants. Une idiote qui avait été atteinte deux fois de chorée et observée de nouveau, fut guérie. »

D'après Rufz, la chorée est sujette à des récidives plus ou moins rapprochées et plus ou moins multipliées. J'en ai, dit-il, compté jusqu'à six chez une jeune fille de quatorze ans.

Dufossé, dans sa thèse sur la chorée (Paris 1836), écrit les lignes suivantes : « Congénère sous tant de rapports de l'hystérie et de l'épilepsie, la chorée peut encore leur être assimilée en égard à la fréquence de ses récidives ; elles ont lieu sous l'influence des causes qui peuvent produire la maladie ; seulement ces agents morbifiques déterminent bien plus facilement les rechutes. Les chaleurs de l'été paraissent favoriser la production des récidives.

Ce n'est pas chose rare que la chorée se répète trois et quatre fois chez les sujets accessibles à ses atteintes. Sur nos vingt observations, neuf sont relatives à des malades chez lesquels elle avait récidivé ; une jeune fille en était agitée pour la cinquième fois et trois autres étaient à leur troisième rechute. »

Les auteurs du Compendium de médecine, Monneret et de la Berge, reconnaissent à la chorée une grande disposition aux récidives; ils citent les observations de Dufossé.

Après eux, Fabre, dans le Dictionnaire des Dictionnaires, dit qu'il n'est pas rare de voir la chorée récidiver chez les enfants à une année ou deux d'intervalle.

Quelques années plus tard, en 1850, le mémoire de Germain Sée marque une véritable étape dans l'histoire de la chorée, et la question des récidives y est traitée longuement.

« Il n'est pas rare, dit cet auteur, de voir, au bout de quelques semaines de répit ou de quelques mois de guérison apparente, les phénomènes spasmodiques reparaître avec une intensité nouvelle et se répéter ainsi deux, trois et jusqu'à sept fois de suite. Sur quatre malades, il en est au moins un qui reste sous le coup de la maladie. Sur 158 cas, nous avons compté, en effet, 37 récidives, dont 16 se sont arrêtées à la deuxième attaque ; 13 sont arrivées à une troisième et 6 à une quatrième ; enfin, on a pu observer une fois jusqu'à sept attaques bien distinctes et séparées par des intervalles bien marqués.

» Quelquefois, il n'existe entre elles qu'un espace de quelques mois ; d'autres fois, de deux ou trois ans ; mais, le plus souvent, elles se reproduisent annuellement et, de préférence, pendant la saison de l'automne.

» Toutes présentent cela de particulier, qu'elles suivent une loi de décroissance continue et constante ; la première atteinte se prolonge en moyenne 139 jours, ou deux fois plus longtemps que les chorées qui ne doivent pas récidiver ; la deuxième attaque dure ordinairement 80 jours, tandis que la troisième n'est généralement que de 55 jours, circonstance remarquable dont il faut tenir compte pour pouvoir apprécier la valeur des différentes méthodes de traitement. »

Trousseau, dans ses *Cliniques*, admet l'existence de rechutes et de récidives ; nous avons, du reste, cité son opinion, à ce sujet, au début de ce travail.

Grisolle, à son tour, nous apprend, dans sa *Pathologie interne*, que la chorée une fois guérie est très sujette à récidiver. On a vu, dit-il, des individus éprouver jusqu'à six ou sept récidives lesquelles ont lieu annuellement ou à plusieurs années d'intervalle.

Jules Simon, dans le *Nouveau Dictionnaire de médecine et de chirurgie pratiques*, émet une opinion analogue et nous fait de plus remarquer que la deuxième attaque est d'ordinaire moins grave que la première et la troisième moins intense que la seconde.

Tardieu, dans son *Manuel de pathologie et de clinique médicales*, cite le cas d'une jeune fille de treize ans qui fut atteinte de chorée, quatre ans de suite, au printemps.

Pour Jaccoud, les recherches et les récidives sont communes ; d'après lui, un enfant qui a été atteint de chorée à l'âge de six ou sept ans y est grandement exposé à l'époque de la puberté, et les jeunes femmes qui deviennent choréiques lors de la première grossesse (qu'elles l'aient été ou non pendant l'enfance) sont quelquefois reprises dans leurs grossesses ultérieures.

Cadet de Gassicourt, dans son *Traité clinique des maladies de l'enfance*, note, lui aussi, la fréquence des récidives. Sur 64 chorées, il a trouvé 20 récidives, c'est-à-dire près du tiers : 18 de ces malades ont eu deux attaques, 1 en a eu trois, 1 en a eu quatre ; de plus, en observant de près ces récidives, il a pu vérifier la justesse de la remarque faite par Trousseau, que la durée de la maladie y est ordinairement moins longue que dans les premières attaques.

Barthez et Sanné sont très explicites au sujet des récidives et ils citent le fait suivant qui est un remarquable exemple de la persistance que met la chorée à récidiver :

Observation II

Une fille, âgée de sept ans, fut prise, à la suite d'une frayeur, de mouvements choréiques, qui durèrent pendant quatre mois, et revinrent deux mois plus tard. Il en fut ainsi jusqu'à l'âge de quinze ans. Pendant ces huit années, cette jeune fille a toujours eu des alternatives de maladie et de guérison ; elle n'a jamais été plus de quatre mois sans avoir des mouvements choréiques qui paraissaient et disparaissaient sans cause connue. A l'âge de quinze ans, les règles parurent pour la première fois, et se succédèrent depuis très irrégulièrement ; mais elles n'eurent aucune influence sur les mouvements choréiques, qui persistaient encore, malgré le nombre et la variété des médications mises en usage, au moment où la malade fut perdue de vue.

Les ouvrages plus récents ont tous un passage consacré aux récidives.

Debove et Achard, dans leur *Manuel de médecine*, ont écrit les lignes suivantes : « Lorsque la chorée disparaît rapidement, après deux ou trois semaines, il est fréquent de la voir récidiver quelque temps après.

» Les récidives ne sont pas rares non plus, même dans les cas qui ont suivi l'évolution ordinaire, soit au bout de quelques mois, soit plus souvent l'année suivante.

» On a compté jusqu'à six ou sept récidives successives, la chorée se montrant ainsi chaque année, surtout à l'automne ou au printemps ; en général à chaque récidive la durée tend à être de moins en moins longue. »

Grasset et Rauzier, dans leur *Traité des maladies du système nerveux*, notent la fréquence des récidives.

Ils citent les chiffres donnés par Germain Sée, Rufz et Romberg, et disent avec Jules Simon que la maladie se reproduit annuellement, et de préférence en automne.

Voilà, ce nous semble, une énumération, un peu longue peut-être, mais bien faite pour convaincre de la fréquence des récidives, et de leur nombre variable chez un même individu.

Il est un point cependant qui ressort de cette étude, et sur lequel nous voulons attirer l'attention, c'est que la maladie est moins longue dans les récidives que dans les premières attaques.

C'est là une opinion unanime et que nous professons nous-même. Cependant la loi de Germain Sée, exposée plus haut, et d'après laquelle les récidives suivraient une décroissance continue et constante, nous paraît exagérée.

Cette loi, en effet, n'a rien d'absolu, car s'il est des cas nombreux où elle se vérifie, il y a cependant des observations qui la contredisent.

Citons d'abord, à l'appui de cette loi, les exemples suivants empruntés à l'excellente thèse de Moynier :

Une jeune fille atteinte de chorée entre à l'hôpital des Enfants le 27 décembre 1850 ; elle en sort le 23 février 1851, après un séjour de cinquante-huit jours.

Elle entre à l'hôpital le 27 octobre 1851 ; elle en sort le 30 novembre 1851, après un séjour de trente-trois jours.

Elle revient le 12 janvier 1852 ; elle sort le 12 février 1852, après un séjour de trente jours.

Une quatrième fois, elle vient le 19 mai 1852, et sort le 12 juin 1852, après un séjour de vingt-trois jours.

Ainsi, cinquante-huit, trente-trois, trente et vingt-trois jours.

Une enfant de dix ans et demi entre à l'hôpital le 20 octobre 1850 ; elle en sort le 23 janvier 1851, après un séjour de quatre-vingt-dix jours.

Rentrée le 14 avril 1851, elle en sort le 29 juin 1851. Durée de séjour, soixante-seize jours.

Une troisième fois, elle revient le 14 mai 1852, et sort le 26 juillet 1852, après un séjour de soixante-douze jours.

Ainsi, quatre-vingt-dix, soixante-seize et soixante-douze jours.

Un enfant de neuf ans entre le 12 janvier 1852, il sort le 19 mars 1852. Durée de séjour, cinquante jours.

Il revient le 15 juin 1852, sort le 1er juillet 1852. Durée quinze jours.

Tous ces faits, dit Moynier, peuvent être invoqués pour soutenir la loi de décroissance, mais il en est d'autres qui viennent la contrarier, et il cite les cas suivants à l'appui de son assertion :

Un garçon entre dans le service de M. Blache, atteint d'une chorée qui récidive pour la troisième fois ; il avait six ans à l'époque de la première attaque, onze ans à l'époque de la seconde ; il a été traité chaque fois par les bains froids ; la première attaque dura deux mois ; la deuxième trois mois.

Un garçon âgé de dix ans a été atteint trois fois de chorée : la première attaque dura deux mois, la deuxième deux mois et demi, la troisième trois mois.

Un jeune garçon a été traité trois fois de la chorée : les deux premières fois par les bains froids, la troisième fois par l'électricité. La première attaque dura deux mois ; la deuxième trois mois ; la troisième cinq mois.

Dans les observations qui nous sont personnelles nous avons noté des faits qui, à l'instar de ceux de Moynier, constituent des exceptions à la loi de décroissance formulée par Germain Sée. Nous y constatons en effet des rédicives multiples dont les symptômes s'exagèrent au lieu de s'atténuer à chaque attaque.

L'origine infectieuse de la chorée apparaît également dans nos divers cas.

Observation III

(Recueillie aux consultations médicales de M. le professeur agrégé Rauzier)

Chorée de Sydenham à récidives multiples et à début remontant à huit ans avec rétrécissement mitral pur.

Le nommé B... (Louis), âgé de treize ans et demi, s'est présenté à la consultation de l'Hôpital général le 19 mai 1897. Voici les renseignements que nous avons pu recueillir sur ses antécédents héréditaires et personnels.

Antécédents héréditaires. — Père, ni rhumatisant, ni névropathe. La mère est nerveuse mais n'a jamais eu de crises. Un frère de trois ans, atteint d'incontinence nocturne d'urine. Deux autres frères bien portants.

Antécédents personnels. — L. B... a eu la coqueluche à deux mois et des convulsions. Pas de rhumatisme articulaire aigu, aucune fièvre éruptive.

Début de la maladie. — Au mois de juillet, il y a huit ans, l'enfant présenta les premiers symptômes de la chorée. Alors âgé de cinq ans et demi, il fut renversé par un chien et, dès ce moment, on observa chez lui des grimacements et des mouvements anormaux. Cette première atteinte dura quatre mois. Les mouvements s'atténuèrent, puis disparurent tout à fait ; le malade revenu à l'état normal présentait la vivacité d'esprit des enfants de son âge, sans que l'on puisse à aucun moment constater chez lui rien de particulier. Il passa en cet état tous les mois d'hiver.

En mai de l'année suivante, les mouvements choréiques reparurent avec une intensité moindre. La mère rapporte que, depuis ce moment jusqu'à neuf ans, l'enfant a présenté les mêmes mouvements et la même agitation.

Cette longue période a cependant été coupée par des intervalles de calme variant entre trois et huit mois. Durant ces stades de repos l'enfant a pu apprendre à lire et à compter.

A neuf ans, après une courte maladie sur la nature de laquelle la mère ne peut donner de renseignements précis, l'enfant a présenté des mouvements généralisés à tout le corps et empêchant la marche.

Il ne pouvait manger seul, la déglutition se faisait cependant.

La parole était gênée ; on ne constatait ni mutisme, ni aphonie, mais une articulation défectueuse des mots.

Les mouvements s'atténuèrent, puis disparurent, mais la guérison ne dura pas longtemps, et l'enfant fut bientôt surpris par une nouvelle atteinte.

Jusqu'au moment où nous le voyons, il eut des périodes de calme alternant avec des périodes d'agitation.

Etat actuel (19 mai 1897). — L'enfant est âgé de treize ans et demi. Observé au repos, on constate du côté de la face un grincement léger et le clignement des deux yeux. La bouche s'ouvre et se ferme spasmodiquement, la langue présente quelques mouvements.

Du côté des membres, on note des mouvements arythmiques, surtout marqués aux membres supérieurs, mais sans prédominance de côté. Aux membres inférieurs les mouvements sont très atténués et localisés au pied.

Lorsque le malade est debout, les mouvements des pieds s'exagèrent mais n'empêchent pas la marche.

La sensibilité générale est intacte.

Les fonctions digestives s'accomplissent normalement. On ne note aucun symptôme respiratoire.

A l'auscultation du cœur on perçoit un souffle présystolique à l'orifice mitral (rétrécissement mitral pur).

Nous notons dans cette observation une infection, la coqueluche.

Notre malade, issu de mère nerveuse, subit une première atteinte de chorée à cinq ans et demi. Depuis ce moment jusqu'à neuf ans, on note des récidives séparées par des intervalles calmes variant entre trois et huit mois. A neuf ans l'état choréique s'accentue, puis les symptômes s'amendent et disparaissent peu à peu. Des récidives se produisent encore dans la suite à des intervalles de temps irréguliers jusqu'au moment où l'observation est recueillie.

Observation IV

(Recueillie dans le service de M. le professeur agrégé Baumel)

J... Pauline, âgée de onze ans, entre le 30 janvier 1897 dans le service des maladies des enfants.

Antécédents héréditaires. — Artério-sclérose chez la grand'mère maternelle très sujette du reste aux épistaxis. Le père avait de l'artério-sclérose. Pas de bacillose chez les parents. Pas d'antécédents névropathiques. Pas de syphilis avouée.

Antécédents personnels. — Scrofule. Adénites généralisées et répétées. Grande misère physiologique. Avant la chorée, épistaxis fréquentes qui ont cessé depuis l'apparition de cette dernière.

Début de la maladie. — Pauline J... présenta, il y a un an, des phénomènes choréiques qui disparurent rapidement.

Maladie actuelle. — Il y a un mois, la maladie débuta par des grimacements qui allèrent en s'accentuant, et, cinq jours après le début, les mouvements arythmiques se généralisèrent. Jamais de crise ni de perte de connaissance. L'intelligence est conservée, mais la parole est impossible. La déglutition offre de grandes difficultés. Pas d'incontinence d'urine, pas de paralysie. Pendant le sommeil, les mouvements cessent complètement, ce sommeil dure environ quatre à cinq heures consécutives.

Le 30 janvier, au moment de l'examen. — La malade ne peut marcher. Son agitation est extrême, la tête portée en arrière, simule l'opisthotonos. Les bras et les jambes exécutent de grands mouvements arythmiques. Ne pouvant parler, l'enfant pousse des cris rauques, inarticulés.

Sous l'influence de la volonté, l'*intensité des mouvements* s'atténue légèrement, mais cette période de calme relatif ne dure que quelques secondes, elle fait bientôt place à une agitation très marquée.

La mâchoire est quelquefois agitée aussi par les mouvements choréiques, la langue est projetée hors de la bouche puis claque au palais.

Les commissures labiales sont tirées spasmodiquement, les lèvres sont sèches, les pupilles dilatées.

L'auscultation du cœur, très difficile, permet cependant de constater la présence d'un état choréique cardiaque. La recherche des réflexes est remplie de difficultés ; la malade agite sa jambe, la raidit, puis la plie au genou et la projette par des détentes brusques.

La sensibilité est conservée. Pas de paralysies, pas de chorée molle.

L'enfant est soumise à une alimentation exclusivement liquide, et au traitement de la chorée, tel qu'il est institué dans le service de M. Baumel, c'est-à-dire :

    Bromure de potassium.................. 10 grammes
    Sirop d'écorces d'oranges amères.......... 90   —
    Eau........................ Q. S. pour 200   —

une cuillerée à bouche matin et soir.

Solution de lactophosphate de chaux à 5 pour 100 : 30 grammes par jour.

Sirop de quinquina : 40 grammes par jour.

Fer réduit par l'hydrogène : une pincée à chacun des principaux repas.

On combat l'état du cœur par IV gouttes de teinture de digitale administrées matin et soir pendant quatre jours consécutifs.

Les jours suivants, les mouvements persistent aussi intenses, l'appétit est conservé. Les selles sont irrégulières, il y a surtout de la constipation ; l'urine peu abondante est riche en phosphates et en urée. L'enfant maigrit.

Le 4 février, on note un léger apaisement, la malade sue abondamment.

Le 9, l'amélioration persiste.

Le 11, l'agitation est peu marquée, la malade se plaint de douleurs articulaires et étend difficilement l'avant-bras.

Le 24, il y a un peu de parésie des muscles du bras gauche. Celui-ci ne peut être étendu, mais la malade ne peut le fléchir.

Le 4 mars, l'amélioration s'accentue et la parésie notée précédemment a disparu.

Le 20, plus de traces de chorée.

Durant le cours de la maladie, le remplacement des incisives latérales s'est complété. Les premières petites molaires définitives évoluent à la mâchoire inférieure au moment où l'enfant quitte le service.

Ici, comme dans l'observation précédente, nous notons chez notre malade une infection (scrofule, adénites généralisées). Remarquons que Pauline J... est fille d'artério-scléreux.

A l'âge de dix ans, elle subit une première attaque de chorée qui disparaît rapidement.

. Un an après (30 décembre 1896), des grimacements apparaissent, accompagnés, au bout de quelques jours, de mouvements arythmiques bientôt généralisés.

Le 30 janvier 1897, la malade entre à l'hôpital dans un état d'agitation extrême, et le 20 mars, après un traitement approprié, elle n'offre plus de traces de chorée.

D'autre part, l'intensité plus grande de la chorée et sa durée plus longue dans la seconde atteinte nous montrent bien que dans les récidives l'atténuation n'est pas toujours absolue.

Un point particulier attire aussi notre attention, c'est que, sous l'influence de la volonté, l'intensité des mouvements s'atténue légèrement.

Observation V

(Prise dans le service de M. le professeur agrégé Baumel)

Rosalie A..., sept ans, entre le 11 février 1896 dans le service de M. le professeur agrégé Baumel, clinique des filles.

Antécédents héréditaires. — Mère rhumatisante.

Antécédents personnels. — L'enfant eut l'influenza à quatre ans.

Début de la maladie. — A cinq ans, la jeune malade présenta quelques signes de chorée légère qui durèrent un mois environ (on lui donna du bromure). A six ans, elle eut une nouvelle attaque de chorée qui dura deux mois. Actuellement, à sept ans, elle est atteinte depuis un mois. On lui a donné du bromure sans résultat.

Etat actuel. — L'agitation est très grande.

Les mouvements sont incoordonnés ; la fillette relève les épaules, secoue et tourne la tête lorsqu'on l'examine.

Elle ouvre la bouche toute grande et la ferme spasmodiquement, les lèvres se plissent, les commissures sont tirées, et les yeux agités ne peuvent fixer un seul instant le même point.

Le corps de la malade subit des contorsions diverses : tantôt elle se penche en arrière, tantôt à droite ou à gauche, et pendant ces mouvements la tête est en rotation d'un côté ou de l'autre.

Les membres supérieurs sont ballants ; lorsqu'on prie la fillette de rester au repos, ses mains s'ouvrent et se ferment, elle leur imprime des mouvements de rotation en dehors et en dedans. Si l'on dit à l'enfant de prendre un objet, son bras décrit de larges oscillations. Dès que l'objet est saisi, les doigts exécutent divers mouvements autour de lui, *puis le serrent convulsivement.* Quand l'objet a été tenu un certain temps d'une façon, les doigts se mettent à s'agiter et à en faire le tour. On peut voir alors la malade ployer le bras, porter l'objet sur sa poitrine et lui faire décrire quelques mouvements de haut en bas. Si l'on ordonne à la jeune A... de tendre le bras, elle exécute de très rapides mouvements d'extension et de flexion. L'autre bras, à son tour, exécute le mêmes mouvements et tout le corps est bientôt agité.

La malade ne peut rester debout au même endroit. Elle trépigne sur place, écarte ses pieds, puis les rapproche, fait quelques pas, revient ensuite. En marche, ses jambes s'entre-croisent parfois et elle se laisse tomber.

Avant de se baisser, la fillette hésite d'abord, puis se penche tout d'un coup, ramasse l'objet qu'elle veut prendre et se relève ensuite avec une grande brusquerie.

Lorsqu'elle mange, elle avale de travers et mâche, du reste, fort mal. La première grosse molaire (dent de six-sept ans) évolue en bas, à droite et à gauche.

Même couchée, la malade s'agite, les mouvements cessent pendant le sommeil.

Sous l'influence d'un traitement approprié, la maladie paraît s'amender.

Le 5 mars, la fillette est plus calme.

Le 21, les mouvements ont bien diminué. La dent de sept ans a percé la gencive à droite et en haut, rien à gauche.

Le 15 avril, la malade part guérie.

Voilà une observation encore bien instructive à divers points de vue.

Le rôle de l'infection en chorée nous y apparaît nettement, car notre malade, issue d'une mère rhumatisante, a eu à quatre ans l'*influenza*.

Pour ce qui est des récidives, nous y remarquons ce que nous disions plus haut, à savoir que la loi de décroissance n'est pas absolue. L'enfant qui nous occupe a eu, en effet, à cinq ans, quelques signes de chorée légère, puis, à six ans, une nouvelle attaque de deux mois. L'attaque actuelle a duré environ trois mois et a dépassé de beaucoup les précédentes en intensité.

Un autre fait intéressant de cette observation, c'est que nous avons pu noter l'influence de la volonté chez notre malade dans certains mouvements.

Quand elle a saisi un objet, elle peut le serrer un certain temps, puis les doigts s'agitent de nouveau, etc.; c'est là, nous semble-t-il, une preuve que les mouvements choréiques peuvent passagèrement s'atténuer sous l'influence des mouvements volontaires.

CHAPITRE III

DIAGNOSTIC

Le diagnostic de la chorée est d'ordinaire d'une grande facilité.

Les mouvements du jeune malade sont caractéristiques et présentent, comme le dit Jules Simon, une direction en zig-zag, une spontanéité, une bizarrerie et aussi une variété qu'on ne retrouve point dans les autres affections convulsives.

Il est facile de s'en convaincre en les étudiant successivement.

I.— Et d'abord l'HYSTÉRIE. — Nous n'insisterons pas sur la chorée *hystérique rythmée* que la nature seule de ses mouvements suffirait à différencier.

Ces derniers, en effet, sont relativement coordonnés, les saccades ont un rythme régulier et présentent l'ensemble de mouvements qu'exigerait l'accomplissement d'un acte déterminé ; nous sommes donc bien loin de ces contorsions de tout un membre que l'on observe dans la danse de Saint-Guy. De plus, la maladie qui nous occupe se limite généralement aux membres d'un seul côté du corps (hémichorée) ou bien à un seul membre. Nous n'avons point ce caractère dans la chorée de Sydenham.

La chorée *arythmique hystérique* exposerait davantage à l'erreur. On désigne précisément sous ce nom les cas où l'hystérie prend le masque de la chlorée au point de la simuler.

De là, difficulté dans le diagnostic. Ici, en effet, les mouvements présentent l'irrégularité et les bizarreries de la maladie de Sydenham. Toutefois, une observation attentive montre que les mouvements hystériques ont un début brusque et commencent très souvent après une attaque d'hystérie. La pression de certains points peut les arrêter ou les augmenter.

Enfin il s'agit, dans ce cas, d'une adolescente ou d'une adulte, et l'affection hystérique est en général accompagnée d'un cortège d'éléments caractéristiques : sensation de boule, oppression épigastrique, stigmates permanents, etc.

II. — Les chorées que l'on désigne sous le nom d'ÉLECTRIQUES doivent être distinguées de la chorée de Sydenham.

1° La maladie de Dubini présente des mouvements ressemblant parfaitement à des secousses électriques.

Les contractions commencent ordinairement par les doigts, la main, et au bout de quelques jours s'étendent à la moitié du corps correspondant.

Les mouvements sont rythmiques et non point désordonnés ; le sommeil ne les fait point cesser, et durant l'intervalle des accès les malades sont mornes et tristes. En dehors de ces secousses, il se produit de grandes attaques convulsives, sans perte de connaissance, qui surviennent plusieurs fois dans les vingt-quatre heures.

La mort est le plus souvent la conséquence de cette maladie dans laquelle on a pu remarquer des lésions de nécrobiose et de phlegmasie localisées aux méninges et à l'encéphale.

La nature de cette affection est encore à déterminer. Jaccoud affirme que ce n'est point une chorée.

2° La maladie de Bergeron est caractérisée par son début brusque, et la nature de ses secousses, qui paraissent être l'effet d'une décharge électrique se produisant d'une façon rhytmique et se répétant à plusieurs minutes d'intervalle en dehors de toute action de la volonté. Ici les mouvements se disparaissent pendant le fixent à certains groupes de membres dont le siège varie. Ils sommeil. Malgré leur intensité, les secousses n'apportent pas obstacle aux mouvements volontaires. Elles s'exagèrent si le jeune malade s'efforce de les empêcher.

L'intelligence n'est point atteinte, la sensibilité demeure intacte. La maladie évolue rapidement vers la guérison.

Le *paramyoclonus multiplex* nous offre les caractères suivants : Les mouvements sont brusques, irréguliers et arythmiques. Ils affectent souvent des muscles très éloignés les uns des autres, mais disposés d'une façon symétrique. Comme on le voit, il n'y a aucune particularité qui rappelle la chorée de Sydenham.

III.— Maladie des tics.— Ici les mouvements affectent surtout la face, mais ils peuvent souvent s'étendre aux membres.

Ce qui les caractérise, c'est leur brusquerie, leur rapidite et surtout leur apparence de coordination. Ils reproduisent, en effet, à peu près toujours des actes volontaires de la vie ordinaire ; en un mot, ils ont un sens et paraissent exprimer quelque chose. C'est le clignement des paupières, le sursaut de frayeur, certaines formes de toux, le renâclement guttural. De plus, ces mouvements se produisent plutôt par accès et la volonté peut avoir une certaine action sur eux au point de les arrêter momentanément.

IV. — Chorée chronique. — Cette partie du diagnostic nous paraît digne d'une attention toute particulière, eu égard précisément à la présence de rechutes et de récidives dans la chorée de Sydenham.

Rappelons que dans les rechutes les attaques subintrantes peuvent figurer un accès unique s'étendant sur une période de dix, douze mois. D'autre part, grâce à la fréquence des récidives (2, 3, 4, 5, 6 et 7 fois même), la danse de Saint-Guy peut durer plusieurs années. Il ne faudrait donc pas prendre pour de la chorée chronique ce qui n'est que de la chorée ordinaire rechutée ou récidivée. Pour les rechutes, on devra s'informer si les symptômes ne se sont pas atténués pendant un intervalle, si court soit-il ; quant aux récidives, elles sont séparées par des périodes où la guérison est bien nette.

Voilà donc un premier point qui différencie la chorée de Sydenham de la chorée chronique dont le caractère essentiel est d'être continue et progressive dès qu'elle est constituée. La première, d'ailleurs, est plus particulière à l'enfance ; la seconde est une maladie de l'âge adulte et de la vieillesse.

La chorée chronique aboutit presque toujours à un affaiblissement des facultés intellectuelles pouvant aller jusqu'à la démence ; rien de tout cela dans la chorée de Sydenham dont la guérison est généralement la règle. De plus, dans les cas de maladie de Huntington, on rencontre dans la famille des malades d'autres personnes atteintes de la même affection (hérédité similaire).

En outre de l'évolution, les caractères des mouvements dans la chorée chronique sont bien capables d'aider au diagnostic. Ces derniers, en effet, sont moins brusques, plus lents et un peu moins fréquents que dans la chorée de Sydenham. Ils peuvent presque toujours diminuer ou cesser momentanément à l'occasion des mouvements intentionnels, alors que, dans la danse de Saint-Guy, les mouvements voulus augmentent le plus souvent le désordre musculaire.

Ce dernier caractère n'est point absolu, car l'influence de la

volonté peut se faire sentir même dans la chorée de Sydenham, chaque fois que l'agitation n'est pas très intense. C'est
ce qu'a indiqué Huet dans sa thèse, et c'est ce que nous
mêmes avons remarqué dans les deux observations citées
plus haut et prises dans le service des maladies des
enfants.

Tels sont, à notre avis, les éléments de diagnostic différen-
tiel entre la chorée vulgaire et la chorée chronique. On ne
saurait donc confondre ces deux affections.

Nous ne voudrions pas cependant les considérer comme
foncièrement distinctes, car il existe des faits, bien rares
sans doute, qui établissent des relations entre elles.

L'observation suivante, empruntée à la thèse de Huet,
nous paraît indiquer le mode de transformation de la chorée
ordinaire en chorée chronique à la suite de plusieurs récidives
successives. La femme dont il s'agit a été atteinte plusieurs
fois de chorée à l'occasion de chacune de ses grossesses ; elle
guérit les premières fois à la suite de l'accouchement. Mais,
à la suite de la troisième grossesse, la chorée a persisté ; une
quatrième grossesse est venue l'aggraver, et la danse de
Saint-Guy a continué à persister jusqu'à la mort, survenue à
l'âge de soixante ans.

Observation VI

(Huet, Thèse de Paris, 1889, obs. X)

Femme de soixante-huit ans. — Apparition de la chorée à vingt et un ans, à l'occasion d'une grossesse. — Guérison quelques semaines après l'accouchement.— A vingt-trois ans, nouvelle grossesse, réapparition de la chorée. — Guérison de nouveau après l'accouchement. — A vingt-quatre ans, troisième grossesse, troisième attaque de chorée, qui persiste à l'état chronique après l'accouchement avec des alternatives de rémission et d'aggravation. — A trente ans, quatrième grossesse, exacerbation de la chorée, fausse-couche à sept mois. — Depuis, les mouvements choréiques ont toujours persisté, diminuant l'été, augmentant de nouveau l'hiver. — Depuis l'âge de soixante-cinq ans, aggravation de la chorée. — Mort par bronchite à soixante-huit ans. — Autopsie : Pas de lésions des centres nerveux ni des nerfs.

La nommée Marie C..., âgée de soixante-huit ans, sans profession, est entrée à l'hôpital Necker, le 10 mars 1887, dans le service de M. le professeur Peter.

Cette femme, très amaigrie, presque cachectique, présente des mouvements très intenses, incessants, généralisés, qui l'obligent depuis plusieurs années à garder constamment le lit. Voici les renseignements qui nous ont été donnés, soit par la malade elle-même, soit par des personnes de son entourage, sur ses antécédents héréditaires et personnels.

Antécédents héréditaires. — Père, mort à quatre-vingt-quatre ans ; il n'était ni rhumatisant, ni névropathe.

Mère, morte à soixante ans, avait des accès d'asthme, mais pas de rhumatismes ni d'accidents d'ordre névropathique.

Un frère, mort du choléra, ni rhumatisant, ni nerveux.

Deux sœurs, l'une encore vivante, l'autre morte subitement à quarante-cinq ans. Elles n'ont jamais eu ni l'une ni l'autre de rhumatismes, ni de troubles nerveux.

Aucune indication précise ne nous a été fournie sur les parents de la ligne collatérale.

Antécédents personnels. — Mme Cath... a été bien portante jusqu'à l'âge de vingt-deux ans. Dans son enfance, pas de terreurs nocturnes, pas d'émotivité, pas de crises de nerfs, pas de danse de Saint-Guy.

Réglée à dix-huit ans, et toujours bien réglée jusqu'à la ménopause qui eut lieu à quarante-neuf ans.

Début de la chorée. — Mariée à vingt et un ans, elle devint grosse l'année suivante ; et c'est dans les premiers mois de cette grossesse que se rencontrèrent pour la première fois les mouvements généralisés.

Ces mouvements persistèrent pendant toute la durée de la grossesse ; ils cessèrent complètement quinze ou vingt jours environ après l'accouchement, qui eut lieu à terme et sans complications. L'année suivante, à vingt-trois ans, deuxième grossesse, et dans le cours du troisième mois réapparition des mouvements choréiques qui ne cessèrent complètement qu'un mois après l'accouchement.

A vingt-quatre ans, troisième grossesse ; et, dès le second mois, troisième retour des mouvements choréiques qui persistèrent, incessants, pendant tout le cours de la grossesse. Mais, cette fois, quand l'état gravidique eut pris fin, les mouvements, tout en diminuant de fréquence et d'intensité, ne disparurent plus complètement. Il y avait bien, nous dit la malade, des périodes de quinze jours et même un mois pendant lesquelles elle n'avait plus que de rares secousses dans les mains ; mais à la moindre émotion, ou bien à l'occasion d'une contrariété, aussitôt les mouvements se généralisaient, sans se montrer toutefois avec le degré de violence, de presque continuité, qu'ils atteignaient durant le mois de grossesse. Ces alternatives de sédation incomplète et d'aggravation se succédèrent ainsi jusqu'à l'âge de trente ans. A cette époque, la malade devint enceinte pour la quatrième fois, la chorée s'aggrava, et l'accouchement eut lieu avant terme au septième mois. Les mouvements choréiques s'amendèrent encore durant les quelques semaines qui suivirent, mais ils n'ont, depuis lors, jamais disparu complètement.

Tous les ans, pendant les mois d'été, ils se cantonnaient aux mains et aux avant-bras ; mais, l'hiver venu, ils se généralisaient, se montraient presque continuels et rendaient le sommeil à peu près impossible.

La ménopause ne semble pas avoir influencé en rien cette chorée chronique. Depuis trois ans, les mouvements choréiques sont si intenses, que la marche, la situation debout sont devenues impossibles, la malade est complètement alitée.

État actuel (14 mars 1887). — Amaigrissement extrême. Mouvements désordonnés, incessants et généralisés des quatre membres, du tronc, de la tête, du visage. Le fait d'approcher de la malade, de lui parler, de l'examiner, semble exagérer la fréquence des mouvements choréiques. La figure grimace, la langue est tirée hors de la bouche, les bras et les jambes partent brusquement dans les directions les plus variées avec des attitudes bizarres toujours changeantes, indescriptibles.

La malade a cependant conservé un certain degré de force musculaire : au dynamomètre, à droite 19 kilos, à gauche 18.

Nulle part il n'y a trace d'atrophie musculaire.

La sensibilité générale est partout conservée.

L'ouïe, la vue, le goût, l'odorat sont intacts.

La malade n'éprouve aucune douleur.

Intégrité absolue des sphincters.

L'intelligence est assez bien conservée. La malade se rend bien compte de la gravité de son état ; elle pleure fréquemment ; elle se plaint surtout de ne pouvoir dormir.

Aux deux mains, déformations caractéristiques dues au rhumatisme chronique noueux. Ces déformations existent depuis une dizaine d'années. Elles se sont produites petit à petit sans aucune douleur. Les articulations autres que les phalanges sont complètement respectées.

Poumons. — Rien à noter.

Cœur. — Pointe bat dans le septième espace, accroissement de la matité, hypertrophie.

Souffle systolique à la base, au foyer aortique.

Deuxième bruit anormal presque nul, mais pas de souffle diastolique. Pouls petit, régulier, sans fréquence.

Urines claires, faiblement albumineuses. Température normale. Pas d'œdème.

Dans les derniers jours du mois d'avril, toux, symptômes de bronchite généralisée, appétit nul, fièvre modérée. Mort dans le marasme le 8 mai.

Autopsie. — Trente-six heures après la mort.

Chauffard a publié, il y a deux ans à peine, une observation qui vient à l'appui de ce que nous disions plus haut et qui nous semble bien plaider en faveur de l'*unité des chorées arythmiques* :

Observation VII

(CHAUFFARD, Société médicale des hôpitaux, 5 avril 1895)

Chorée récidivante et devenue chronique avec transmission par hérédité similaire.

État actuel de la malade. — C'est une femme âgée de cinquante-trois ans, que le plus rapide examen montre atteinte de petits mouvements choréiques de la face et des extrémités, surtout aux membres supérieurs.

Le visage est grimaçant, la bouche est de temps en temps tirée de droite ou de gauche par une sorte de rictus, le front se plisse en hauteur ou en travers, la tête s'incline légèrement sur l'une ou l'autre des épaules.

L'expression de la physionomie est un peu triste et apathique. La langue, tirée hors de la bouche, n'est agitée d'aucun tremblement, les globes oculaires suivent, sans déviation ni secousse, le doigt dans les diverses régions du champ visuel.

Les membres supérieurs ne sont guère pris que par leurs extrémités ; les mains s'inclinent en dedans ou en dehors, passent de la pronation à la supination, ou inversement ; les doigts se fléchissent ou s'étendent, se rapprochent ou s'écartent les uns des autres.

Les pieds, quand la malade est assise, se fléchissent sur la jambe, ou tapotent le sol.

La démarche conserve une direction à peu près rectiligne, sans déviation latérale brusque, ni enlèvement des jambes. Mais il y a un léger dandinement, une allure un peu hésitante et embarrassée qui ne va pas cependant jusqu'à la démarche ébrieuse, souvent notée en pareil cas.

Si nous ajoutons à l'ensemble des signes précédents quelques secousses convulsives du diaphragme, une émission vocale, parfois intermittente ou saccadée, si nous notons la prédominance évidente des mouvements choréiques dans la moitié droite du corps, nous aurons donné une idée suffisante des troubles moteurs étudiés au repos, à l'état statique.

Dans les mouvements volontaires ou commandés, le tremblement s'arrête à peu près complètement : la malade peut porter un verre à sa bouche sans effort, et sans en renverser le contenu ; elle s'habille seule ; elle écrit assez correctement et presque sans trembler ; on peut tenir ses deux mains étendues et immobiles, ou à peu près, car souvent les petits doigts, surtout celui de la main droite, restent instables et remuants.

Il reste donc à cette femme un pouvoir notable d'*inhibition motrice* beaucoup plus complet qu'il ne l'est d'ordinaire dans la chorée de Sydenham, et c'est là un symptôme important sur lequel nous reviendrons.

J'ajoute que ces mouvements choréiques de peu d'amplitude, non gesticulatoires, sont moelleux, arrondis, arythmiques, assez lents, et qu'ils s'arrêtent complètement pendant le sommeil.

Les *réflexes rotuliens* sont intenses, exagérés certainement du côté droit, sans qu'il existe du clonus du pied.

Il n'y a ni troubles des sensibilités cutanées ou sensorielles, ni stigmate quelconque d'hystérie. L'intelligence et la mémoire sont conservées, le caractère est devenu un peu triste, l'émotivité plus grande qu'avant le début de la maladie.

Enfin, l'examen des différents organes ne révèle aucune lésion.

En présence d'un tel ensemble de symptômes, aucun doute n'est possible. Nous n'avons point affaire à une hémichorée de cause cérébrale (absence de toute hémiplégie sensitive ou motrice, actuelle ou passée ; bilatéralité des mouvements). Cette chorée arythmique n'est point cependant la chorée vulgaire, la chorée de Sydenham. Elle se rapproche plutôt de la chorée de Huntington, dont elle offre les particularités symptomatiques.

Du reste, deux symptômes décisifs confirment le diagnostic de chorée de Huntington : la chronicité de la maladie, puisque l'attaque actuelle de la chorée date déjà de cinq ans, et la transmission héréditaire à la fille de la malade.

L'histoire de la malade est des plus curieuses :

Rien à relever dans les antécédents héréditaires. Ni chez les grands-parents, ni chez le père et la mère, ni chez son seul frère, encore vivant, nous ne trouvons de tare nerveuse, d'alcoolisme ou de chorée.

Elle-même est prise, à onze ans, de rhumatisme articulaire aigu généralisé, se prolongeant pendant un mois. Au cours de la convalescence, première attaque de chorée, très intense, débutant par la main droite, pour se généraliser ensuite.

Elle guérit après un séjour de deux mois à l'hôpital.

A treize ans, apparition des règles.

A vingt ans, première grossesse, et, dès le premier mois, hémichorée droite, très prononcée, d'une durée de deux mois. Accouchement à terme d'un garçon, qui meurt à vingt-quatre ans, d'accidents paludéens contractés au Tonkin, sans avoir jamais présenté d'accidents choréiques ou nerveux.

A vingt-deux ans, troisième grossesse, normale.

Garçon actuellement bien portant, ni choréique, ni nerveux.

A quarante-sept ans, ménopause.

A quarante-huit ans, à la nouvelle de la mort de son fils, attaque très forte de chorée, débutant encore par la main droite, puis généralisée, et nécessitant un séjour de trois mois à l'hôpital.

Elle en sort améliorée, mais non guérie, conservant de l'hémichorée droite.

Depuis cette époque, persistance de l'hémichorée droite, avec participation plus au moins prononcée du côté gauche, suivant que la malade est en période d'aggravation ou de rémission des accidents. Depuis un mois, les mouvements choréiques ont augmenté ; ils semblent rétrocéder un peu depuis que la malade est à l'hôpital.

L'histoire de la fille semble calquée sur celle de la mère ; elle a répété la série des mêmes atteintes, on peut craindre que, plus tard, elle n'aboutisse de même à la chorée chronique.

A treize ans, rhumatisme articulaire subaigu ; pendant la convalescence et soi-disant à la suite d'une peur, attaque intense et bilatérale de chorée d'une durée de trois mois.

A quatorze ans, apparition des règles.

A dix-sept ans, encore à l'occasion d'une frayeur, seconde chorée, bilatérale, très forte et durant six semaines.

A dix-neuf ans, première grossesse, et, au début, attaque légère d'hémichorée droite.

A vingt ans et à vingt-six ans, seconde et troisième grossesses sans accidents nerveux.

Mais, depuis ce moment, essoufflement facile, dyspnée d'effort, palpitations.

J'ai examiné, dit Chauffard, cette jeune femme actuellement âgée de trente ans. Elle présente les signes très nets d'une insuffisance aortique avec léger rétrécissement mitral, reliquats de son attaque de rhumatisme articulaire aigu.

Aucun stigmate d'hystérie. Les trois enfants sont bien portants et n'ont pas eu de chorée.

La double observation qui précède prête à bien des réflexions. Elle nous montre une malade passant par les divers types de chorée. A onze ans, en effet, la femme dont il s'agit a été atteinte de rhumatisme articulaire aigu, puis elle a eu, au cours de la convalescence, une première atteinte de chorée. Plus tard, à l'occasion d'une grossesse, elle a fait de la chorée gravidique; enfin, à quarante-huit ans, nous la voyons aboutir à la chorée chronique sénile, à début émotif.

Notre malade a donc ainsi répondu à diverses causes provocatrices de chorée.

Bien plus, elle a transmis à sa fille, par hérédité directe, son aptitude choréigène.

Celle-ci, en effet, a déjà réalisé les formes rhumato-cardiaque, gravidique, émotive de la névrose. Plus tard, peut-être, elle fera à son tour de la chorée chronique.

De tels faits, bien exceptionnels assurément, plaident en faveur de l'*unité des chorées arythmiques*. Ils nous montrent la succession des formes vulgaires de la chorée et de la forme dite de Huntington et ne nous permettent pas de considérer comme deux maladies absolument distinctes les chorées de Huntington et de Sydenham.

Je ne vois pas, dit Chauffard, entre la chorée de l'enfant et celle de l'adulte, de différences génériques, et elles me semblent séparées par le degré plus que par la nature des accidents.

Chez l'enfant, le trouble moteur prédomine et aboutit, après un temps plus ou moins long, à la guérison ; mais les troubles psychiques sont assez communs pour faire partie très habituelle du tableau clinique de la chorée infantile.

Chez l'adulte, et surtout chez le sujet qui arrive à la période d'involution cérébrale, l'allure de la maladie se modifie. Le trouble moteur tend à la chronicité, l'état cérébral s'aggrave et conduit à une déchéance progressive et indélébile ; en même temps apparaît le grand phénomène de la transmission par hérédité similaire, l'exception dans la chorée de Sydenham, la règle dans la chorée de Huntington.

Ces deux allures différentes d'une même maladie ne me paraissent point, ajoute Chauffard, établir une distinction de fond. Elles reflètent, en physiologie morbide, les contrastes qu'opposent le système nerveux du jeune sujet au système nerveux de l'adulte qui marche déjà vers son déclin.

CHAPITRE IV

ETIOLOGIE ET PATHOGÉNIE

La chorée reconnaît comme facteurs étiologiques des causes prédisposantes et des causes déterminantes.

Tous les auteurs sont unanimes à reconnaître parmi les premières l'influence de l'âge, du sexe, du surmenage physique et intellectuel, du tempérament et de l'hérédité.

Ces causes ont un rôle prédominant, et c'est seulement sur un terrain préparé par elles que la cause efficiente pourra réaliser la chorée.

L'âge et l'hérédité ont entre toutes une influence considérable. C'est dans le seconde enfance, de six à quinze ans, que l'on note le maximum de fréquence de la maladie.

Sans doute ces limites ne sont pas absolues, on a pu retrouver la chorée avant six ans, mais exceptionnellement, et le nombre des cas observés après quinze ans va diminuant progressivement avec l'âge.

Mais le rôle prédominant est dévolu à l'hérédité. Hérédité nerveuse d'abord, la plupart des choréiques sont issus de névropathes ou d'alcooliques, et ces fils d'épileptiques, de neurasthéniques ou d'hystériques offrent à la cause efficiente un *locus minoris resistentiæ* dans leur système nerveux éminemment impressionnable.

Une autre influence héréditaire peut s'ajouter à l'influence nerveuse pour préparer les candidats à la chorée, c'est l'influence rhumatisante.

Si à ces prédispositions s'ajoutent la misère physiologique, l'anémie, le surmenage physique et intellectuel, un choc moral, on comprend qu'il suffit d'une cause efficiente bien légère pour pousser à son extrême limite la résistance nerveuse et produire l'attaque choréique.

Quelles sont ces causes efficientes ?

Depuis longtemps on a observé, nous dit Marfan (*Semaine médicale*, 1er mai 1897), que la chorée est presque toujours une maladie secondaire. Fréquemment la maladie primitive est le rhumatisme articulaire aigu. En 1850, Germain Sée signala le rapport existant entre ces deux affections, et il montra que la chorée précède, suit ou alterne avec le rhumatisme dans les deux cinquièmes des cas.

Trousseau, dans ses *Leçons cliniques*, cite le cas suivant reproduit en 1855 dans la thèse de Moynier :

« Une jeune fille prend, à l'âge de dix ans et demi, une première attaque de chorée et reste hémiplégique. A quatorze ans, elle a un rhumatisme, et consécutivement une seconde attaque de Saint-Guy légère. Son frère avait eu, à l'âge de treize ans, un rhumatisme, et deux mois après la même affection convulsive que sa sœur. Ces enfants étaient nés d'un père qui avait eu cinq attaques de rhumatisme articulaire, mais qui n'avait jamais eu la chorée. »

Roger vérifie les assertions de Germain Sée, il observe de plus la coexistence d'une maladie de cœur, et il fait de la chorée, du rhumatisme et de la maladie de cœur les trois termes d'un même processus.

Cette opinion est combattue par Joffroy, Comby et Leroux.

D'autre part en 1853, MM. Rilliet et Barthez avaient noté que la chorée se développe souvent dans la convalescence des maladies aiguës fébriles, fièvres éruptives, fièvre typhoïde, pneumonie, paludisme.

Triboulet (Thèse de Paris, 1893) a signalé l'érysipèle et la coqueluche comme pouvant donner naissance à la chorée.

En 1894, M. Litters (*Semaine médicale*) écrit qu'il voit la chorée évoluer fréquemment à la suite des affections blennor-rhagiques.

Haulsalter a vu la chorée se développer à la suite des oreillons et d'une rectite staphylococcique.

Enfin elle peut être secondaire à la grippe et à la tuberculose.

Il est des cas cependant où l'on ne peut découvrir aucune maladie dans les antécédents des choréiques, l'affection paraît alors primitive et a évolué brusquement après une chute, une émotion vive, une impression morale intense.

Mais dans ces cas, dit Marfan, on doit se demander s'il ne s'agit pas de l'aggravation d'une chorée jusque-là fruste ou latente, précédée d'une infection qui a passé inaperçue.

En effet, la chorée a rarement un début inopiné et les symptômes vagues, clignements d'yeux, grimacement léger, peuvent facilement échapper à l'attention des parents. Si, sous l'influence d'un choc moral, cette chorée en voie d'évolution exagère ses symptômes, c'est de ce moment seulement que l'entourage fera partir le début de la maladie.

Telles sont les diverses causes susceptibles de déterminer la danse de Saint-Guy, sur un terrain prédisposé. Mais quel est leur mode d'action, comment aboutissent-elles à la production de l'agitation choréique?

Quelle est la genèse de cette folie musculaire que réalise à un moment l'organisme?

Bien des théories ont été émises, nous allons passer en revue les principales. Mais, entre toutes, la plus récente nous paraît particulièrement satisfaisante, car elle explique la plupart des faits observés.

C'est donc à la théorie infectieuse que nous avons donné la préférence : les observations de rechute qui font le sujet de notre thèse constituant, à notre avis, un nouvel appoint à cette théorie.

THÉORIE INFECTIEUSE

Discutons d'abord ce premier point : la chorée offre-t-elle le tableau d'une maladie due à l'infection ? Peut-on penser, d'après son évolution, à l'envahissement des cellules nerveuses par un poison microbien ?

Oui, sans doute :

La chorée a une marche cyclique ; elle présente les trois périodes, augmentation, état, d'effervescence, qui caractérisent toutes les maladies infectieuses.

Elle s'accompagne d'arthropathies, d'endocardite, de suppuration et de fièvre dans 18 pour 100 des cas (Mackensie).

D'autre part, Thomas (*Deutsch med. Woch.*, 1892) a vu la chorée s'accompagner de néphrite avec cylindres et albumine dans les urines ; les symptômes d'infection rénale et les symptômes de chorée disparurent en même temps.

Enfin la chorée est sujette aux rechutes, et les récidives, quand on les observe, ne constituent dans la plupart des cas qu'une maladie avortée, une chorée atténuée, comme l'avaient déjà signalé Germain Sée et Trousseau.

Pourquoi la chorée ne serait-elle pas une maladie infectieuse, puisqu'elle en offre le tableau complet ?

Mais pour qu'une infection évolue, deux facteurs sont nécessaires, il faut que le terrain soit préparé, que l'organisme soit apte à recevoir l'infection ; il faut la prédisposition, en un mot.

Celle-ci étant réalisée, il est nécessaire qu'une graine soit jetée sur ce terrain ; cette graine, c'est le microbe ou le poison.

Il faut un milieu préparé, avons-nous dit : or nous savons avec quelle intensité peuvent agir les causes prédisposantes pour faire du système nerveux ce lieu de moindre résistance qui appelle la localisation infectieuse.

Qu'une affection microbienne se produise, et les éléments nerveux seront incapables de résister à l'intoxication, au contraire, ils lui offriront un terrain éminemment favorable.

Le deuxième facteur, c'est le microbe ou le poison.

Nous le retrouvons dans les maladies infectieuses qui précèdent habituellement la chorée, qu'il s'agisse du rhumatisme ou de tout autre maladie infectieuse, et l'observation d'Albarel (de Carcassonne), citée plus haut, montre bien la filiation entre l'infection et l'évolution choréique : au début de la convalescence d'une rougeole, il note des phénomènes choréiques.

Dans tous ces cas, que le rhumatisme maladie infectieuse ait fourni le germe, que ce soit la rougeole, la grippe, la scarlatine, l'otite, la varicelle, il s'agit toujours de la localisation nerveuse de l'élément ou du poison microbien, et cette infection s'est réalisée comme se fait, par exemple, l'infection articulaire gonococcique. Dans la chorée, c'est le système nerveux qui est atteint, parce qu'il est le plus vulnérable.

Les rechutes, observées dans la plupart des cas, fournissent aussi un appoint à la théorie infectieuse.

La rechute est le réveil de l'activité microbienne un moment assoupie. La fièvre qui accompagne quelquefois ce réveil aigu, accuse par son ascension, l'apparition nouvelle de l'infection se traduisant objectivement par l'exaspération des mouvements choréiques.

L'anémie, la misère physiologique, un choc moral seront quelquefois les causes occasionnelles exerçant une nouvelle atteinte sur le système nerveux, le rendant inhabile à lutter et faisant éclater à nouveau les phénomènes choréiques à peu près disparus.

Quant aux récidives, elles ne constituent pas un argument contre l'infection. A vrai dire, les récidives ne sont pas très communes dans les maladies infectieuses, ces maladies produisant habituellement l'immunité, une syphilis ne récidivant pas plus qu'une variole, une scarlatine ou une rougeole.

Mais la règle n'est pas absolue, bien des sujets ont eu la variole deux fois et ont subi avec succès des revaccinations, et l'on sait que les récidives de rougeole sont relativement fréquentes.

Enfin certaines infections, comme l'érysipèle et la tuberculose, ont une grande tendance à récidiver.

Quoi d'étonnant alors à ce que l'on observe aussi des récidives dans la chorée ?

Après avoir montré que la chorée a les allures d'une maladie infectieuse, après avoir établi le mode suivant lequel s'effectue l'infection, il nous reste à déterminer si la chorée est une infection spécifique, reconnaissant pour cause un microbe spécial, ou bien si elle tire son origine d'agents infectieux divers qui la réalisent en vertu d'une prédisposition individuelle.

La théorie microbienne spécifique repose surtout sur un fait datant de 1891 et qui a été rapporté par Pianèse (*Riforma medica*).

Pianèse a isolé dans la moelle cervicale d'un individu mort de chorée un bacille qui pousse de 20 à 28 degrés.

Les inoculations donnèrent tantôt des résultats positifs, tantôt des résultats négatifs.

Triboulet, à la suite de recherches sur des chiens choréiques, isola, dans le péricarde, un coccus à gros grains séparés.

Leredde a trouvé le staphylocoque dans le sang.

Les expériences n'ayant pas donné, dans tous les cas, des

résultats identiques, il paraît au moins prématuré d'affirmer la nature spécifique de l'infection choréique.

Au contraire, étant donné la diversité des maladies primitives que l'on trouve à l'origine de la chorée, il semble plus naturel d'admettre que presque tous les microbes et presque toutes les toxines sont susceptibles de provoquer l'éclosion de la maladie par leur localisation sur le système nerveux déjà prédisposé.

« La chorée, dit Triboulet, reconnaît pour origine une septicémie banale, nullement spécifique, une septicémie produisant ou non son action nocive par l'intermédiaire d'une sécrétion de produits solubles disséminables sur l'axe cérébro-spinal : cette détermination sur le système nerveux étant commandée alors néanmoins par la prédisposition névropathique du sujet, et, ajoute Marfan, étant commandée aussi en partie par l'âge du sujet. Ainsi s'explique la plus grande fréquence de la maladie entre six et quinze ans.

C'est qu'à cette période de la vie, la croissance est en pleine activité. La nutrition et les fonctions nerveuses s'exagèrent et l'organisme tout entier est en état d'opportunité morbide.

On peut objecter à cette théorie que, dans quelques cas, la chorée évolue primitivement sans maladies infectieuses antérieures. Or, dans bien des circonstances, à l'hôpital surtout, la recherche des antécédents est entourée de difficultés ; d'autre part l'infection a pu passer inaperçue, surtout si elle s'est traduite seulement par des amygdalites à répétitions ou des poussées de fièvre éphémère si fréquentes chez l'enfant.

Cependant on a pu, rarement il est vrai, observer des manifestations choréiques nettement primitives. Ces faits ne sont point en contradiction avec l'origine infectieuse de la chorée vulgaire.

Car la limite entre la chorée et certaines formes d'hystérie, n'étant pas à l'heure actuelle nettement établie, on peut penser qu'il s'agit d'hystéro-chorées arythmiques, et dans ces cas il sera nécessaire de rechercher les stigmates de l'hystérie.

Enfin, tout en attribuant une influence considérable à l'infection primitive du choréique, certains auteurs n'admettent pas l'interprétation des faits telle que nous l'avons formulée.

Selon leur opinion, la maladie infectieuse ajouterait ses effets anémiants et débilitants à la prédisposition névropathique et le sujet en puissance d'un système nerveux particulièrement excitable, irrigué défectueusement, verrait la chorée évoluer à l'occasion d'une impression morale, d'une émotion vive, d'une frayeur affaiblissant le potentiel nerveux et amenant la perturbation qui réalise la maladie.

Cette théorie, séduisante à coup sûr, ne rend compte ni de l'évolution progressive de la chorée, ni de sa marche cyclique ni de ses rechutes, ni de la fièvre, ni des arthropathies, ni des endocardites ; elle est donc insuffisante.

THÉORIE RHUMATISMALE

On sait combien les affections rhumatismales sont fréquentes à l'origine de la chorée.

Aussi pour Germain Sée, Roger, Haven, Stenier, Legay (thèse de Paris), la chorée n'est qu'un rhumatisme nerveux déterminé par la prédisposition névropathique.

On ne saurait nier l'influence du rhumatisme, on ne saurait nier aussi le grand nombre d'affections cardiaques accompagnant la chorée et faisant avec les mouvements arythmiques les trois termes du processus rhumatismal dont nous parlions plus haut.

Mais on est fixé aujourd'hui sur la nature de ces localisations rhumatismales et l'on sait qu'elles ne sont autre chose que des localisations infectieuses, localisations se faisant sur la cellule nerveuse, comme elles se font sur l'endocarde ou sur la séreuse articulaire.

THÉORIE RÉFLEXE

Pour d'autres auteurs, la débilitation, s'ajoutant à la prédisposition, créerait chez le sujet un état nerveux, une sorte de chorée latente, qu'une excitation bénigne suffit à faire éclater.

La cause déterminante serait représentée soit par une irritation extrinsèque : nasale, pleurale (thoracentèse, injections), etc. ; soit par une irritation intrinsèque : évolution dentaire pour M. Baumel, vers intestinaux (Guérin).

Aucune de ces causes ne saurait expliquer l'évolution de l'ensemble symptomatique de la chorée (endorcadite, fièvre, etc.).

THÉORIE DE LA NÉVROSE

Défendue par Joffroy et Comby, qui rapportent tous les symptômes à des troubles fonctionnels du système nerveux.

Le mot névrose éveille dans l'esprit l'idée d'une maladie chronique qui, dans l'intervalle de ses manifestations bruyantes, continue à exister chez le malade.

En dehors des crises, on peut, dans la névrose, trouver des stigmates indélébiles témoignant de son existence.

La chorée ne présente rien de comparable, sa marche est cyclique et nullement chronique. D'autre part, dans l'intervalle qui sépare des atteintes choréiques, la santé est parfaite et aucun stigmate ne décèle son existence.

Enfin, si l'on accepte l'idée de névrose, on ne peut expliquer les divers symptômes que l'on observe au cours de son évolution.

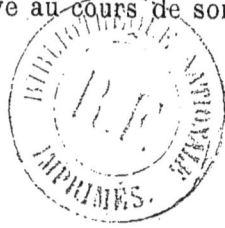

CONCLUSIONS

La chorée est une maladie infectieuse, non spécifique, à localisation nerveuse.

Elle est souvent d'origine rhumatismale.

Elle est sujette aux rechutes comme la fièvre typhoïde, elle récidive comme l'érysipèle et la tuberculose.

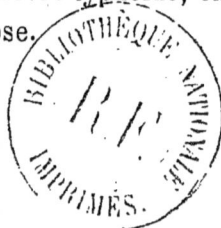

INDEX BIBLIOGRAPHIQUE

ACHARD et DEBOVE. — Manuel de médecine.

BAUMEL. — Leçons cliniques sur les maladies des enfants.

BLACHE. — Dict. en 30 volumes (1834).

BONNAUD. — Thèse de Lyon, 1890.

BOTREL. — Thèse de Paris, 1850.

BOUILLAUD. — Dictionnaire de médecine et de chirurgie pratiques (1830).

CADET de GASSICOURT. — Maladies de l'enfance.

CHARCOT. — Leçons sur les maladies du système nerveux, 1888-89.
Leçons du mardi, 1887-88.

CHARCOT, BOUCHARD et BRISSAUD. — Traité de médecine.

CHAUFFARD. — Soc. méd. des hôpitaux, 5 avril 1895.

COMBY. — Société médicale des hôpitaux.

DECHAMBRE. — Dict. encycl. des Soc. méd.

DUFOSSÉ. — Thèse de Paris, 1836.

ESSAYAN. — Thèse de Montpellier, 1897.

GRASSET et RAUZIER. — Traité pratique des maladies du système nerveux.

GRISOLLE. — Pathologie interne.

HUET. — Thèse de Paris, 1889.

JACCOUD. — Traité de pathologie interne.

JOFFROY. — Soc. méd. des hôpitaux, 3 novembre 1871.

MARFAN. — Semaine médicale, 1er mai 1897.

MOYNIER. — De la chorée (Thèse de Paris, 1855).

RAYMOND. — Dict. encycl., 1880.

H. ROGER. — Archives générales de médecine, 1866.

SANNÉ, RILLIET et BARTHEZ. — Traité des maladies de l'enfance.

G. Sée. — Mémoire de l'Académie de médecine. De la chorée, etc.,
  1850.

J. Simon. — Nouv. dict. de méd. et de chir. pratiques.

Triboulet. — Thèse de Paris, 1893.

Trousseau. — Clinique médicale.

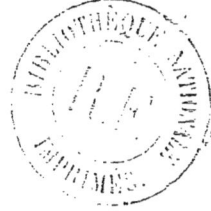